Je prends de la DHEA

Et autres produits anti-âge

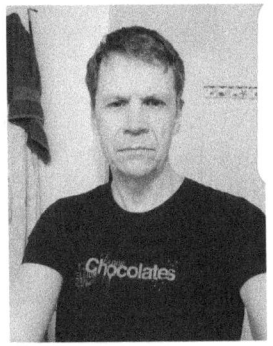

I0441579

Thierry Cumps - 55 ans

Table des matières

Je prends de la DHEA

Vitamines et minéraux

Vitamines :
Substances organiques indispensables en petites quantités pour le bon fonctionnement de notre organisme. Ne pouvant être synthétisées par notre organisme (à l'exception de la vitamine D synthétisée par la peau sous l'effet des UV), elles doivent être obligatoirement apportées par l'alimentation. Elles ont un rôle fondamental dans de nombreux processus chimiques.

Minéraux :
Substances nécessaires en petites quantités à l'organisme. Ils comprennent : le sodium, le chlore, le potassium, le calcium, le phosphore et le magnésium.

Oligo-éléments :
Eléments minéraux qui interviennent à de très faibles doses dans le métabolisme et sont présents en de très petites quantités dans le corps ; ils sont toutefois indispensables à la croissance et à son fonctionnement normal. Ce terme est en général réservé au fer, à l'iode, au zinc, au cuivre, au sélénium, au manganèse, au fluor...

Aujourd'hui, notre régime alimentaire, fournit rarement la totalité de vitamines et de minéraux indispensables à notre bien-être. Nous avons tous besoin de vitamines pour avoir une bonne vision, des cellules rouges saines, de solides os et dents, et aider notre cœur et notre système nerveux à fonctionner normalement.

Les produits anti-âge

Voici la définition que nous donne Wikipedia sur la médecine anti-âge :

La médecine anti-âge désigne une médecine préventive, combinant les savoirs de la nutrition, de la micronutrition, de l'hormonologie et les techniques de la médecine esthétique (à ne pas confondre avec la chirurgie esthétique) et ayant pour objectif de réduire les risques de vieillissement prématuré, tant sur le plan psychique, physique qu'esthétique.

L'amélioration des conditions de vie et les progrès médicaux considérables de ces 50 dernières années ont permis de porter l'espérance de vie actuelle au-delà de la 80ème année et probablement au-delà de 90 ou 100 ans pour les jeunes générations. Parallèlement à cet allongement de la durée de la vie, le désir de prolonger la période de vie active s'est également accru, avec une forte pression sociale liée à la performance et à l'apparence, l'image même du vieillissement étant devenue insidieusement synonyme de capacités émoussées et de moindre dynamisme. Ainsi, on constate une demande croissante de la part de la population de vieillir non seulement en bonne santé mais également en bonne forme et en conservant une image corporelle satisfaisante.

Extrait du site internet de la société française de médecine morphologique et anti-âge.

Et voici maintenant le programme anti-âge de Pierre Boutron (polytechnicien, biologiste et chercheur au CNRS, auteur du livre "Arrêtons de vieillir") : Vitamine E, Sélénium, Bêta-carotène, Vitamine B5, Polyphénols de pépins de raisin, Centrophénoxine, Arginine, Zinc, Coenzyme Q10, DHEA, Mélatonine, Carnosine, Superoxyde dismutase (GliSODin®)

Vers l'âge de 50 ans, j'ai eu de violentes migraines qui ont cessé lorsque j'ai pris de la DHEA et de la mélatonine.

Par le passé, j'avais déjà utilisé la DHEA et la mélatonine (ce sont des hormones anti-âges : hormone de la jeunesse et hormone du sommeil) pour faire cesser des douleurs au cou que les médicaments n'arrivaient pas à stopper.

Il faut bien reconnaître que la plupart de nos docteurs considèrent qu'il est normal de vieillir et que la souffrance liée à la vieillesse est regrettable mais normale. Aller à l'encontre de la vieillesse et de tous les maux qui s'y rattachent peut sembler de la folie mais moi, j'ai envie de continuer à pratiquer du sport intensif, j'ai envie de me sentir jeune, j'ai envie de profiter de la vie et tant pis ou tant mieux si je dois prendre pour cela des hormones qui me rendent ma jeunesse d'autrefois.

Ce qui me paraît aberrant, c'est l'acceptation de la chirurgie esthétique pour faire paraître une personne plus jeune, alors qu'il est presque tabou de parler de produits à ingérer qui vous rendent réellement plus jeune. A quoi bon se badigeonner le corps de crème anti-âge inefficace alors qu'on peut vraiment rajeunir son corps de l'intérieur.

DHEA et mélatonine : retour sur expérience

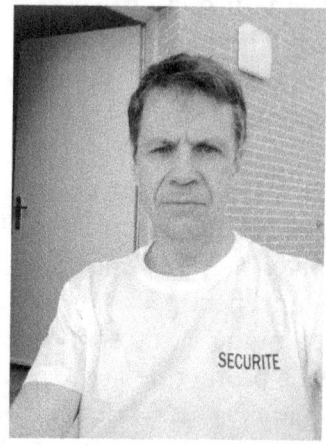

A ceux qui veulent en savoir un peu plus sur ces 2 suppléments hormonaux, voici quelques informations :

La DHEA (hormone de la jeunesse) et la mélatonine (hormone du sommeil) sont des hormones. Une hormone ne peut pas être brevetée et n'est pas non plus un médicament. Cependant, la France en a restreint l'usage de façon à donner le temps aux laboratoires français de développer un médicament issu de ces hormones.
Les médecins ont pour consigne de ne pas en prescrire, et de toute façon, ces suppléments hormonaux ne sont pas remboursés par la sécurité sociale.
Ceci ne vous empêche pas d'en parler à des médecins français, la plupart sont à même de vous conseiller.

Premier conseil : ne pas prendre d'hormones quand on n'en a pas besoin. Cela parait évident mais il est parfois utile de rappeler des évidences. Le taux d'hormone est le plus élevé à l'âge de 25 ans. Après cela diminue progressivement.

J'ai commencé à prendre de la DHEA et de la mélatonine (achetés sur internet) il y a plus de 10 ans (pendant plusieurs années), puis j'ai arrêté. Quand on arrête, le taux d'hormone décroit progressivement mais pour lutter contre les maladies ou simplement les dangers de l'hiver on a besoin d'avoir un bon taux d'hormones.

Pour m'endormir, la mélatonine est efficace (à prendre juste avant de se coucher entre 1 et 3 mg) mais cela ne vous empêchera pas de vous réveiller. Certaines personnes associent la mélatonine à un hypnotique (le donormyl) mais même si c'est efficace, les médicaments ont souvent des effets secondaires nuisibles. Avec le donormyl vous vous réveillerez dans le cirage (à moindre de prendre 1/2 comprimé).

Un laboratoire pharmaceutique français (ainsi que des laboratoires non français) a développé un comprimé de mélatonine a double effet (un peu l'effet kiss cool). 3 mg de mélatonine en couche externe pour vous endormir de suite, et le reste en couche interne pour vous tenir endormi (libération lente / effet prolongé), soit 10mg de mélatonine en tout afin de vous faire passer une bonne nuit plein de rêves et sans effets secondaires.

Notez que la sécrétion endogène de mélatonine n'est pas affectée par la prise, même régulière, de mélatonine. Ce qui signifie que ce n'est pas parce que vous allez consommer des suppléments hormonaux que votre corps fabriquera moins d'hormones.

Par le passé, je me suis déjà soigné à la DHEA quand la médecine traditionnelle était inefficace. Je ne dis pas que cette hormone est le remède miracle mais elle a le don de supprimer des douleurs qui sont en fait dû au vieillissement du corps.

Les médecins ont tendance à prescrire des antidouleurs (doliprane et autres) et à augmenter les doses quand le patient se plaint que les douleurs continuent. Hors, il ne faut pas dépasser plus de 6 grammes de paracétamol par jour et beaucoup de décès dans le monde ont pour cause un abus de paracétamol. Contrairement aux anti-inflammatoires non stéroïdiens et notamment à l'aspirine, le paracétamol est dépourvu de propriétés anti-inflammatoires.

Le paracétamol est le médicament le plus prescrit en France. En cas de surdosage, le paracétamol est très toxique pour le foie et il est chaque année responsable de décès par hépatite fulminante. Exemple : le tragique décès du joueur du Raja de Casablanca : Zakaria Zerouali. Zakaria Zerouali est décédé à l'âge de 33 ans à Casablanca le 3 octobre 2011, après une hospitalisation de 30 heures suite à une intoxication médicamenteuse qui a fini par détruire son foie. D'après le médecin du Raja de Casablanca, le latéral gauche du Raja a fait une intoxication du foie par médicaments après avoir consommé trois boîtes de paracétamol en 24 heures pour traiter une fièvre.

Sur de longues périodes, les doses efficaces (quatre grammes par jour) peuvent devenir des doses toxiques, et provoquer des lésions hépatiques permanentes. Bref, le paracétamol est un médicament qui ne peut être pris qu'occasionnellement et en respectant à ne pas dépasser les doses prescrites.

Quand je prenais de la DHEA et de la mélatonine, je n'avais plus besoin de prendre des médicaments (attention, la DHEA et la mélatonine nuisent gravement à la consommation de médicaments). Aujourd'hui que j'ai repris la consommation de ces 2 suppléments hormonaux, je n'ai plus besoin de médicaments.

Mon deuxième conseil : si vous pensez avoir besoin de l'une ou l'autre de ces hormones, consommez toujours des doses faibles : 25mg à prendre le matin pour la DHEA (la dose de 50 mg devrait être réservée aux personnes de plus de 65 ans) et de 1 à 3 mg de mélatonine à prendre le soir juste avant de vous coucher.

Mon dernier conseil : n'achetez pas ces produits n'importe où. Préférez les grandes marques et les sites internet connus. Vous devez prendre de la mélatonine de synthèse et non de la naturelle. La naturelle comporte de grands risques puisque faite avec des glandes animales. De toute façon, les grandes marques de mélatonine ne contiennent que de la mélatonine de synthèse, seules des préparations faites en pharmacie risquent de comporter de la mélatonine naturelle.

Même si j'ai lu beaucoup de revues scientifiques sur le sujet, je n'hésite pas à demander conseils aux médecins. Bien sûr, ils ne sont pas tous d'accord, mais cela ne doit pas être un prétexte pour ne pas prendre conseil auprès de votre médecin. Personnellement je ne me contente pas d'un seul avis.

Pour terminer : une alimentation saine riche en légumes, fruits, poissons et la pratique régulière d'une activité physique est nécessaire pour rester en bonne santé. D'autres suppléments alimentaires comme l'acai (la baie brésilienne) peut vous aider à rester en forme.

La DHEA, hormone de jouvence ?

La véritable histoire d'une découverte fabuleuse.

- 1931 : Adolf Butenandt, isole cliniquement dans les urines, la DHEA sous forme libre. Ce docteur devait obtenir le prix Nobel de la chimie quelques années plus tard.

- 1944 : La forme sulfatée de la S-DHEA, est à son tour isolée.

- 1958 : Le Français Max-Fernand Jayle, professeur de biochimie à la Faculté de Médecine de Paris, arrive à doser d'une façon précise, le décroissement de la DHEA chez l'homme au cours de sa vie.

- 1960 : Etienne -Emile Baulieu, découvre que la DHEA est produite par la glande corticosurrenale.

- 1972/1991 : Des séries d'études prouvent un incroyable nombre de propriétés bénéfiques de la DHEA sur les animaux.

Principaux Effets

- Fait baisser le cortisol, hormone catabolique (responsable de la rupture des tissus)
- Sert de "médicament intelligent" stimulant le cerveau
- Renforce la fonction immunitaire
- Protège le système circulatoire
- Favorise les propriétés d'allongement de la durée de vie du corps
- Améliore la qualité de vie sur une plus longue période
- Retarde certains effets désagréables du vieillissement
- Stimule les niveaux d'énergie
- Favorise un meilleur sommeil
- Réduit les niveaux de stress

La DHEA (déhydroépiandrostérone) n'a qu'une seule forme. Les produits vendus comme DHEA "naturelle" ou comme "précurseurs" de la DHEA sont une pure et simple tromperie.

La DHEA, tout comme l'hormone de croissance est très utilisée dans les milieux sportifs mais elle ne devrait pas être utilisée par des personnes de moins de 40 ans.

Attention, la consommation de DHEA par les athlètes est interdite par le code mondial antidopage. Cependant, dans les dernières années, quelques athlètes d'élite ont fait les manchettes après des tests positifs (cyclisme, rugby, soccer, tennis et athlétisme).

Quels aliments améliorent le taux de DHEA ?

Les graisses saines bien entendu ! N'oubliez pas que les graisses sont indispensables à l'organisme et trop souvent décriées (exemple : les protéines animales comme les œufs, la volaille, le poisson ou la viande).

Comment agit la DHEA ?

Elle agit à plusieurs niveaux et aiderait à neutraliser certains problèmes dus au vieillissement.

Sur les os : lutte contre l'ostéoporose en améliorant la densité minérale osseuse chez les femmes en particulier.

Sur la peau : augmentation sensible de la production de sébum, ce qui a pour effet une meilleure hydratation de la peau, ainsi qu'une diminution des taches.

Sur le système immunitaire : améliore la réponse immunitaire et optimise l'effet des vaccins (notamment celui contre la grippe).

Sur le cerveau : stimule le fonctionnement neurologique et améliore la mémorisation, protège de la dégénérescence des cellules du cerveau. La DHEA agirait sur le stress.

La DHEA, le cœur et les artères

Au niveau du cœur, la DHEA peut aider à dilater les artères coronaires après sa conversion en œstradiol ou en testostérone, deux hormones vasodilatatrices. Cette dilatation augmente l'apport de sang frais au cœur et donc son oxygénation. Concernant les vaisseaux, la DHEA diminue l'agrégation des plaquettes sanguines et l'accolement aux parois des vaisseaux, diminuant ainsi les risques de formation de caillots.

La DHEA s'oppose aussi à l'athérosclérose, en diminuant l'épaississement de la couche interne des artères carotidiennes du cou par l'intermédiaire des œstrogènes qu'elle métabolise. Enfin, elle neutralise une partie des antioxydants générés lors des réactions métaboliques, limitant ainsi l'oxydation qui fait vieillir plus vite le cœur et les vaisseaux.

La DHEA agit-elle contre l'excès de cholestérol ?
Plusieurs études ont montré qu'un taux élevé en DHEA sulfate dans le sang s'accompagne d'un taux élevé de HDL cholestérol (le bon cholestérol) et d'un taux bas de LDL cholestérol (le mauvais cholestérol), de cholestérol total et de triglycérides, ceci chez les hommes surtout.

La DHEA peut-elle aider à mincir ?
La plupart des études suggèrent qu'un faible taux de DHEA favorise le développement de l'obésité. La DHEA agit par plusieurs mécanismes pour limiter la prise de poids et de graisse : elle élève le taux de plusieurs neurotransmetteurs qui réduisent la sensation d'appétit et l'attirance pour les graisses ; elle peut dévier le métabolisme vers les muscles aux dépens des graisses (par la production d'hormones mâles et de somatomédine C) ; elle peut enfin réduire le nombre de cellules adipeuses, en empêchant la formation de nouvelles graisses et en stimulant la combustion des graisses anciennes.

Si vous souhaitez rester jeune, vous devez aussi éviter le café, l'alcool, le sucre et le tabac. Tous ces éléments sont des facteurs de vieillissement.

Quel dosage de DHEA doit-on prendre ?

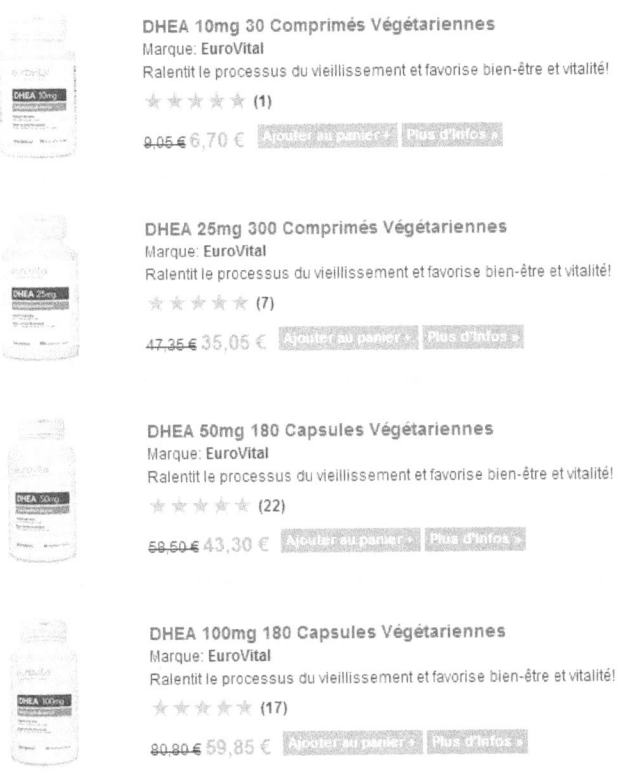

DHEA 10mg 30 Comprimés Végétariennes
Marque: EuroVital
Ralentit le processus du vieillissement et favorise bien-être et vitalité!
★ ★ ★ ★ ★ (1)
~~9,05 €~~ 6,70 €   Ajouter au panier »   Plus d'infos »

DHEA 25mg 300 Comprimés Végétariennes
Marque: EuroVital
Ralentit le processus du vieillissement et favorise bien-être et vitalité!
★ ★ ★ ★ ★ (7)
~~47,35 €~~ 35,05 €   Ajouter au panier »   Plus d'infos »

DHEA 50mg 180 Capsules Végétariennes
Marque: EuroVital
Ralentit le processus du vieillissement et favorise bien-être et vitalité!
★ ★ ★ ★ ★ (22)
~~58,50 €~~ 43,30 €   Ajouter au panier »   Plus d'infos »

DHEA 100mg 180 Capsules Végétariennes
Marque: EuroVital
Ralentit le processus du vieillissement et favorise bien-être et vitalité!
★ ★ ★ ★ ★ (17)
~~80,80 €~~ 59,85 €   Ajouter au panier »   Plus d'infos »

Si vous allez sur le site de Biovea, vous trouverez des comprimés de 10, 25, 50 et 100mg.

Lorsque j'ai commencé à prendre de la DHEA, je prenais 1 comprimé de 25mg (à jeun le matin).

Aujourd'hui, j'ai 55 ans et je prends 1 comprimé de 50mg (toujours à jeun le matin).

Lorsque j'aurai 65 ans, il est probable que je prendrai 1 comprimé de 100mg, mais je ne peux pas le certifier pour le moment.

J'estime aujourd'hui être en pleine forme physique et je pense que c'est en grande partie à la DHEA que je le dois.

Où j'achète la DHEA ?

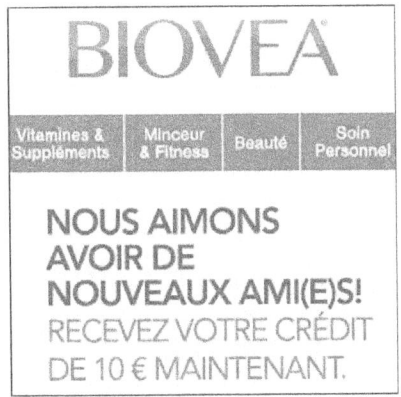

Je l'achète sur internet chez Biovea et je vous encourage à passer par mon lien pour bénéficier d'un crédit de 10 euros.

Vous trouverez le lien sur mon blog :
https://sante-forme-bonheur.blogspot.fr

La mélatonine

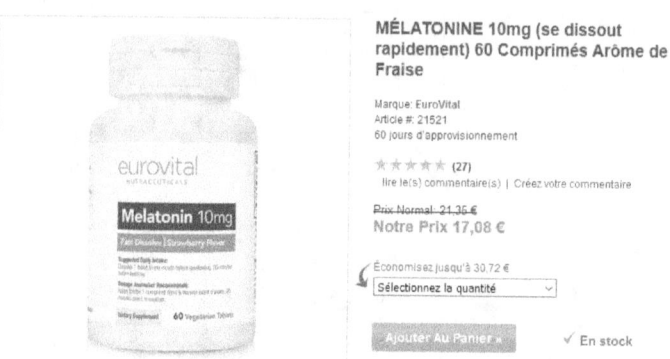

MÉLATONINE 10mg (se dissout rapidement) 60 Comprimés Arôme de Fraise

Marque: EuroVital
Article #: 21521
60 jours d'approvisionnement

★ ★ ★ ★ ★ (27)
lire le(s) commentaire(s) | Créez votre commentaire

Prix Normal: 21,35 €
Notre Prix 17,08 €

Économisez jusqu'à 30,72 €
Sélectionnez la quantité ⌄

Ajouter Au Panier »   ✓ En stock

Cette hormone, secrétée pendant le sommeil dans notre cerveau par la glande pinéale régule notre horloge interne au rythme du jour et de la nuit et en fonction des saisons. Très abondante pendant l'enfance, elle décroît progressivement avec l'âge pour chuter rapidement à partir de la quarantaine.

Le sommeil
Les différentes phases de sommeil sont les phases de sommeil paradoxal (les rêves) et les phases de sommeil profond. Le sommeil paradoxal permet la récupération psychologique alors que le sommeil profond permet la bonne récupération physique. Avec l'âge les différentes phases de sommeil se dérèglent et nous n'avons plus de vraies phases paradoxales ni de sommeil profond bien structurées. La mélatonine permet de rétablir ces différentes phases. A la place de prendre des somnifères qui, non seulement détériorent la mémoire au long cours mais donnent une dépendance et une accoutumance, il est nettement préférable de se supplémenter à la mélatonine à des doses entre 1mg à 3mg le soir. On peut ressentir une meilleure qualité de sommeil sans pour autant allonger sa durée sous mélatonine.

Elle est utilisée depuis près d'une vingtaine d'années par les hommes d'affaires contre le décalage horaire.

Effet antioxydant
La mélatonine est aussi un antioxydant très puissant, en particulier pour le cœur. Elle augmente l'espérance de vie chez la souris en améliorant également sa santé. La mélatonine est utilisée après les chimiothérapies anti cancéreuses afin d'éliminer leurs toxicités.

Très relaxante, elle aide à lutter contre l'Alzheimer, le Parkinson et le diabète.

La mélatonine stimule la sécrétion d'hormone de croissance
Elle stimule l'hypophyse, l'hypothalamus, le thymus et ainsi augmente les sécrétions d'hormone de croissance - l'hormone de la réparation cellulaire. Des études récentes semblent prouver qu'elle abaisse le taux de cholestérol, retarde la croissance du cancer du sein en stimulant l'immunité et sera peut-être la pilule contraceptive de demain.

Les signes de carence
Vous souffrez d'insomnie, votre sommeil est léger, entrecoupé de réveils nocturnes après lesquels vous avez du mal à vous rendormir ? Vous déprimez la nuit ? Vous manquez probablement de mélatonine.

Précautions d'emploi et contre-indications
Elle peut provoquer une somnolence, donc il faut la prendre au coucher. A fortes doses, elle est contre-indiquée chez certains dépressifs et chez les personnes atteintes de leucémie, lymphomes et/ou maladie d'Hodgkin.

Vous pouvez acheter de la mélatonine sur le site internet de Biovea mais aujourd'hui, vous en trouverez également dans toutes les parapharmacies. En effet, la mélatonine que l'on ne pouvait acheter il y a encore quelques années que sur internet ou dans d'autres pays que la France, est désormais disponible un peu partout dans notre pays, soit sous sa forme pure, soit en complément avec d'autres ingrédients.

Cependant avant d'en prendre, je vous conseille d'essayer de dormir sans l'aide d'aucun médicament d'aucune sorte en respectant seulement les principes suivants :
- Faire le noir total dans la pièce où vous allez dormir
- Eloignez téléphone portable et tablettes avant de dormir
- Si vous avez du mal à vous endormir, essayez de lire un livre, mais surtout ne regardez aucun écran une heure avant de vous allonger pour dormir.

La mélatonine est simplement un plus, une aide pour ceux qui ont des problèmes occasionnels de sommeil.

La vitamine C

Nul besoin de présenter la vitamine C et ses nombreux bienfaits. Personnellement, il m'arrive d'en prendre en comprimé effervescent avec de l'eau ou à croquer dans la bouche.

Si vous consommez des fruits tous les jours comme le citron, l'orange ou le kiwi, vous n'aurez sans doute pas besoin d'acheter des comprimés de vitamines C.

Attention, les jus de fruits, même ceux que vous venez de presser avant de les boire, n'ont pas les mêmes valeurs que les fruits entiers.

Un aliment sera toujours supérieur à la somme de ses éléments.

Lorsque vous extrayez le jus d'un fruit, vous vous privez des fibres qui doivent être consommées en même temps que le jus. La nature a créé les fruits pour qu'ils soient mangés en entier et non séparément (une partie du fruit seulement, ou une partie l'une après l'autre).

La vitamine D

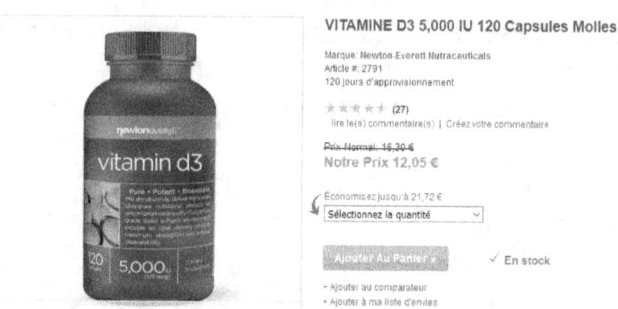

La vitamine D, ou plutôt la vitamine D3 est considérée comme la vitamine du soleil. On la prend généralement pendant les matins d'hiver.

En été, il suffit de s'exposer au moins 30 minutes au soleil, pour faire le plein de vitamines D3.

La bêta-carotène

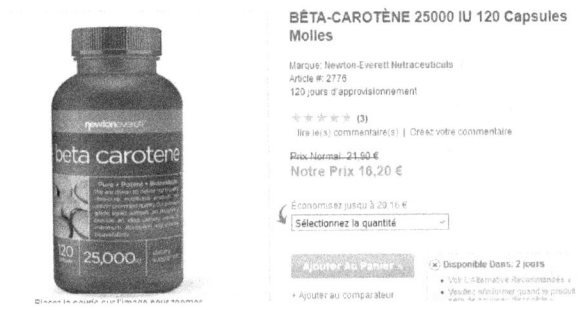

BÊTA-CAROTÈNE 25000 IU 120 Capsules
Molles

Marque: Newton-Everett Netraceuticals
Article #: 2776
120 jours d'approvisionnement

★ ★ ★ ★ ★ (3)
lire le(s) commentaire(s) | Créez votre commentaire

Prix Normal 21,90 €
Notre Prix 16,20 €

Économisez jusqu'à 29.16 €
Sélectionnez la quantité

Disponible Dans: 2 jours

Ajouter Au Panier
+ Ajouter au comparateur

Avec l'âge, votre peau est plus fragile, plus sensible aux rayons du
soleil.
Lorsque vous avez pris des coups de soleil et qu'au lieu de bronzer,
votre peau est devenue rouge avant de peler, puis de se couvrir de
petites tâches brunâtres, vous devez essayer de réparer votre peau
en mangeant des carottes un peu chaque jour ou en prenant des
suppléments de bêta-carotène.
Bien sûr, vous pouvez prendre de la bêta-carotène avant d'exposer
votre peau au soleil. Mieux vaut prévenir que guérir.

Lorsque vous pouvez prendre des aliments au lieu de compléments
alimentaires, cela est toujours préférable.
Aussi, je conseille de manger régulièrement des carottes, plutôt que
d'avaler des pilules de bêta-carotène.

Les omégas 3

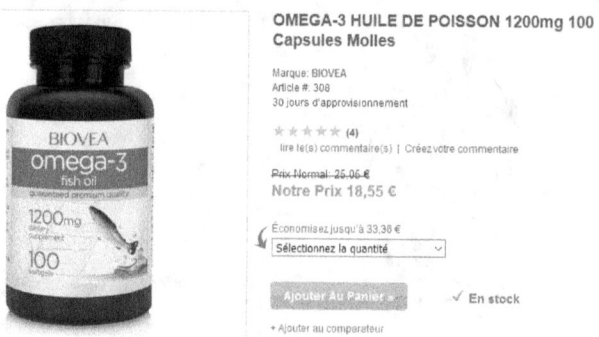

OMEGA-3 HUILE DE POISSON 1200mg 100 Capsules Molles

Marque: BIOVEA
Article #: 308
30 jours d'approvisionnement

★ ★ ★ ★ ★ (4)
lire le(s) commentaire(s) | Créez votre commentaire

Prix Normal: 25,06 €
Notre Prix 18,55 €

Économisez jusqu'à 33,38 €
Sélectionnez la quantité

Ajouter Au Panier »   √ En stock

+ Ajouter au comparateur

A moins de manger beaucoup de poissons, d'œufs bio (catégorie 0) ou d'œufs de poules élevées en plein air (catégorie 1), vous risquez de manquer d'oméga 3.

La solution est d'ajouter à vos repas une capsule d'oméga 3 ou une cuillerée d'huile de foie de morue (contient aussi de la vitamine A et D).

Bien sûr si vous mangez des œufs ou du poisson lors d'un repas, n'ajoutez pas d'oméga 3 en plus.

Le calcium – Les fromages

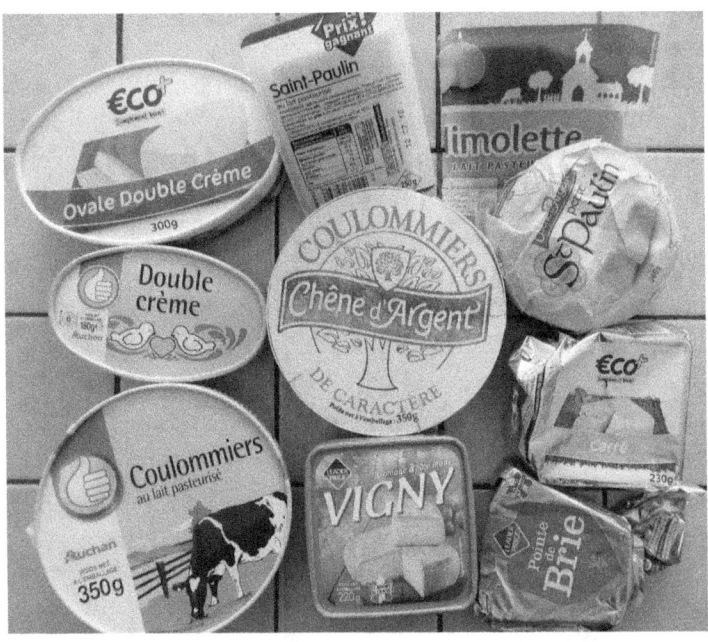

Personnellement, je mange du fromage presque chaque jour. C'est un aliment qui contient de nombreuses vitamines et oligo-éléments, tels que du calcium, du zinc, du phosphore ou de la vitamine A.

Le fromage contient essentiellement des protéines et des lipides, mais presque aucun glucide (contrairement aux yaourts). Lorsqu'on sait que les sucres font grossir et vieillir alors que les protéines et les lipides nourrissent nos cellules qui doivent être sans cesse renouvelées, le fromage reste un des aliments les plus importants pour notre santé (avec les fruits, les légumes, les œufs, les viandes, les poissons et les fruits secs).

Le calcium possède mille vertus. Si ce minéral fait aussitôt penser à la solidité de nos os, il joue bien d'autres rôles dans notre organisme. Hypertension, obésité... c'est un compagnon indispensable de notre santé !

D'après le Pr Heaney, "L'étude Cardia" a montré que les personnes consommant beaucoup de produits laitiers ont nettement moins de risque de développer un problème lié à l'obésité : le syndrome de résistance à l'insuline. Ce risque diminue de 21 % à chaque consommation d'un produit laitier supplémentaire par jour". La conclusion du Pr Heaney est claire : "les preuves sont assez fiables pour inclure une forte consommation de calcium, sous forme de produits laitiers, dans les régimes amaigrissants".

Plusieurs études démontrent d'ailleurs que le fromage serait très bon pour la santé. L'une d'elles indique, par exemple, que le fromage est un important facteur de protection cardiovasculaire. Les scientifiques ont démontré que le fromage engendre des effets neutres ou bénéfiques sur le taux de cholestérol, qu'il favorise le système circulatoire sanguin et permet un meilleur contrôle de la pression artérielle.

Le fromage est bénéfique pour limiter la prise de poids! C'est ce qu'explique une autre étude, qui a suivi 19.352 femmes âgées de 40 à 55 ans pendant neuf ans. Résultats: celles qui ont maintenu leur consommation de fromage durant l'étude risquaient moins de prendre du poids que les autres (réduction de 30% de grossir d'1 kg par an).

Le magnésium

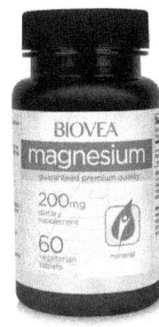

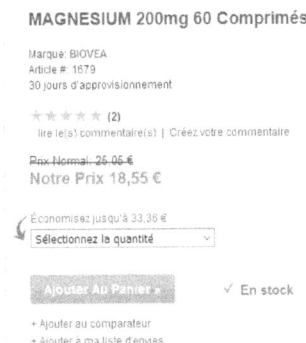

MAGNESIUM 200mg 60 Comprimés

Marque: BIOVEA
Article # 1679
30 jours d'approvisionnement

★ ★ ★ ★ ★ (2)
lire le(s) commentaire(s) | Créez votre commentaire

Prix Normal: 25.95 €
Notre Prix 18,55 €

Économisez jusqu'à 33.36 €
Sélectionnez la quantité

Ajouter Au Panier »   ✓ En stock

+ Ajouter au comparateur
+ Ajouter à ma liste d'envies

Les français manqueraient de magnésium, or le magnésium est indispensable pour lutter contre le stress. Personnellement, j'en prends presque chaque jour, surtout quand je suis un peu nerveux ou encore avant de dormir.

Le magnésium dispose de nombreux bienfaits reconnus sur la santé. Son effet bénéfique sur la prévention des maladies cardiovasculaires a par exemple été prouvé puisque des études soulignent un risque accru de souffrir de troubles cardiaques en cas de carence chronique en magnésium.
De plus, son action régulatrice sur le taux de sucre dans le sang fait du magnésium un atout dans la prévention du diabète de type 2. Le magnésium est également connu pour être bénéfique en cas d'état de stress, d'anxiété et de tension grâce à ses effets sur la relaxation musculaire.

L'alimentation

La santé est d'abord dans ce que vous mangez.
Toutes les calories ne se valent pas.

Ces deux petites phrases résument bien qu'avant d'acheter des compléments alimentaires, vous devez d'abord veiller à bien choisir les aliments que vous mettez dans votre bouche.

La survie du corps humain dépend d'abord de 3 facteurs :
- L'air
- L'eau
- La nourriture

Avoir un toit venant très loin après en 4ème position.

L'air et l'eau sont indispensables pour la survie du corps humain.
On ne parle pas d'alcool, de bière, de sodas ou de jus de fruits, on parle de l'eau.
Toutes boissons autres que l'eau ne sont pas indispensables et peuvent même être nuisibles pour l'homme comme les boissons sucrées (jus de fruit compris) ou les boissons alcoolisées.

Seuls les produits non transformés sont bons pour la santé comme les fruits entiers parce qu'ils ont des fibres et rassient le corps. Idem pour les légumes, les œufs, le poisson, la viande.

Le pain et les pâtes sont des produits transformés riches en glucides qui vont vous rendre obèses et vous faire vieillir prématurément.

Une alimentation saine, c'est choisir les aliments que l'on consomme en fonction de leurs qualités nutritives et des bienfaits apportés au corps humain.

Exemple : consommer des aliments bios, des légumes, de la viande blanche, des œufs, du poisson, des amandes non salées, de l'huile d'olive, de l'huile de noix, etc. Pour faire simple, manger en quantité raisonnable des bonnes protéines, des bons glucides, des bons lipides et des légumes.

Vous pouvez très bien être mince parce que votre métabolisme brûle les aliments que vous consommez ou parce que vous surveillez votre apport calorique et avoir du cholestérol et du diabète parce que vous mangez de la merde.

Les légumes frais

Consommer des légumes, cuits et crus, tous les jours et de préférence à chaque repas est indispensable en raison de leur richesse en sels minéraux et oligo-éléments, en vitamines et en antioxydants, en fibres et aussi en eau.

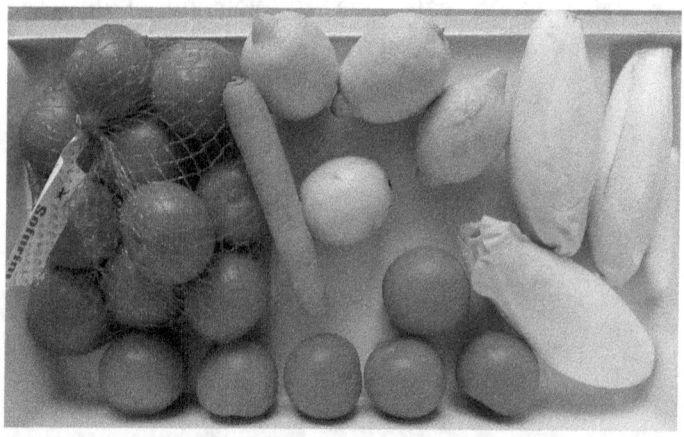

Ci-dessus, le contenu de mon bac à légumes au moment où j'ai pris la photo. Je suis un grand consommateur de tomates, carottes, endives et citrons.

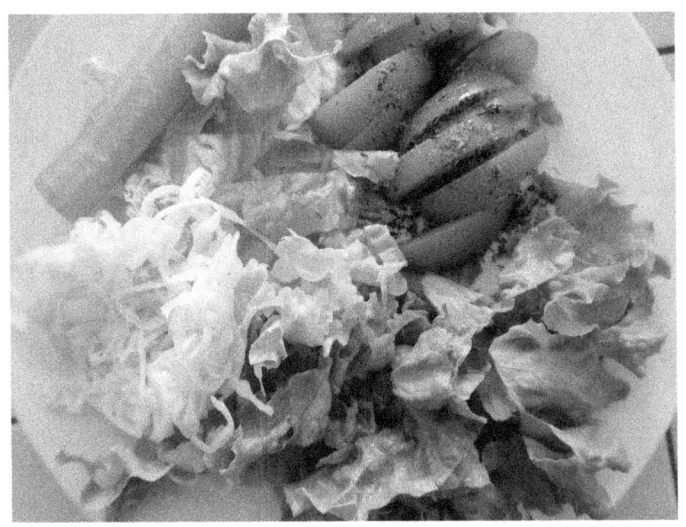

Ci-dessus, mon assiette de légumes du repas de midi.
N'oubliez pas de manger également des protéines : viandes, poissons, œufs ou fromages.

Les fruits

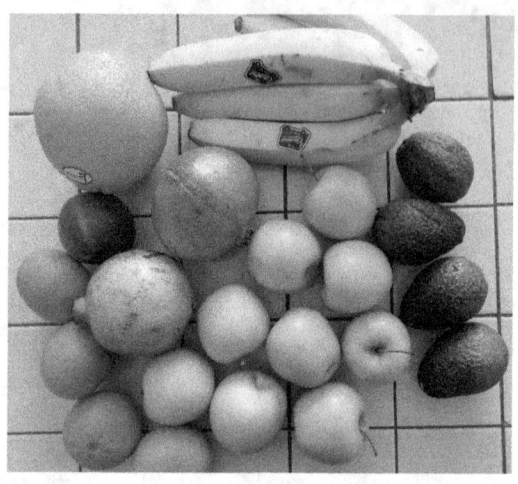

Les fruits doivent être consommés entiers. Vous pouvez enlever la peau bien sûr lorsqu'il s'agit d'oranges ou de clémentines par exemple. Pour les pommes, il est préférable de les laver et de les manger avec la peau sauf si vous craignez d'avaler des insecticides malgré le fait d'avoir bien lavé les fruits.

Pour moi, tous les fruits sont bons du moment qu'ils sont comestibles. Aux Philippines, j'ai mangé certains fruits exotiques difficiles à éplucher et dont l'un sentait très mauvais, mais je suis sûr qu'ils avaient tous énormément de qualités pour la santé.

Dans tous les cas, ne buvez pas de jus de fruit car ce sont les fibres des fruits qui vont aider votre corps à en tirer le meilleur profit. Un jus de fruit n'est ni plus ni moins qu'une autre boisson sucrée. Cela vous fera grossir mais n'apportera pratiquement aucun bienfait à votre organisme.

Haro sur le sucre !

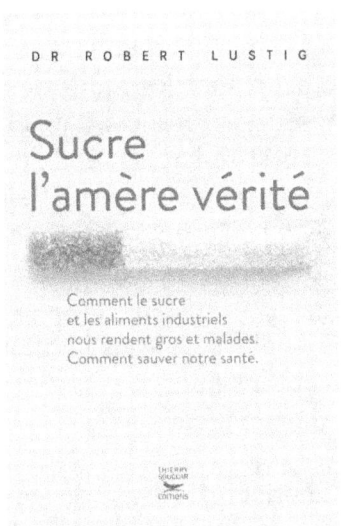

DR ROBERT LUSTIG

Sucre
l'amère vérité

Comment le sucre
et les aliments industriels
nous rendent gros et malades.
Comment sauver notre santé.

En 1964, le lobby du sucre, la Fondation pour la recherche sur le sucre (SRF), a payé des scientifiques afin qu'ils affirment que ce sont les acides gras saturés, et non le sucre, qui augmentent les risques de maladies cardiaques.

"Beaucoup de gens, dit Robert Lustig, croient que le fructose, c'est des calories vides. Mais non, ce sont des calories toxiques parce qu'elles ne sont métabolisées que par le foie, et le foie transforme l'excès en graisses."

Supprimer ou diminuer les boissons et les aliments transformés qui contiennent du fructose (comme les céréales du petit déjeuner, les sodas) est un moyen très efficace d'améliorer les lipides sanguins et améliorer la santé.

La guerre au sucre est déclarée

Le sucre est dans notre vie. Dès le berceau, dans les biberons, les petits pots. Plus tard, dans les jus de fruits, les aliments préparés, le pain de mie, les biscuits, la charcuterie, les laitages. On l'ajoute au café sans y penser. La vérité, c'est que nous nageons dans une mer de sucre.

Chercheur et clinicien engagé, le Dr Robert Lustig a consacré ces 15 dernières années à faire émerger la vérité sur le sucre : un aliment toxique et addictif dont les industriels et les autorités ont trop longtemps minimisé les effets dévastateurs.

Dans ce livre devenu best-seller, il démonte point par point les arguments des industriels pour dédouaner le sucre et apporte les preuves scientifiques des dégâts qu'il provoque :

Comment la phobie des graisses, entretenue par les autorités, a permis la dissémination du sucre dans tous nos aliments

Comment le sucre, en bouleversant les hormones qui contrôlent la satiété, nous fait manger sans faim

Pourquoi le fructose (contenu dans le sucre) est aussi toxique que l'alcool pour le foie

Pourquoi le sucre est la principale cause du syndrome métabolique

Surtout, Robert Lustig propose au lecteur des stratégies scientifiquement fondées pour perdre du poids et retrouver la santé – et ça ne passe pas par moins de graisses !

Son livre change radicalement notre rapport à la nourriture et ouvre la voie à une vie plus saine et plus heureuse.

Le terme de «glucides» est synonyme de «hydrates de carbone» ou de «saccharides» (Lehninger, 1981). En dessous de 40g d'hydrates de carbone (sucres) par jour, les amaigrissements étaient les plus rapides.

Rapport sur les glucides et la santé de l'agence française de sécurité sanitaire des aliments : https://www.anses.fr/fr/system/files/NUT-Ra-Glucides.pdf

Les glucides sont une famille de molécules familièrement appelées « sucres ».

Lorsque l'industriel affirme qu'il y a une différence entre "glucides" et "sucres", il veut en fait parler de "sucres complexes" et de "sucres simples" qu'il appelle "sucres" et que l'on appelait avant sucres rapides.

Aujourd'hui, un enfant de 7 ans a consommé autant de sucre que son grand-père durant toute sa vie.
Frédéric Saldmann, nutritionniste

Aujourd'hui, la plupart des gens consomment du sucre non seulement dans des produits sucrés, mais également dans des produits salés, des vinaigrettes, du vinaigre balsamique, mais aussi des légumes surgelés.
Pourquoi ?
Pour 4 raisons
-    Le sucre est un conservateur
-    Pour éviter la pullulation microbienne, notamment dans la charcuterie
-    Pour la correction du goût, pour éviter qu'un aliment soit amer ou acide
-    Le sucre rend addict (drogué)

Des sucres sains ?
    Le sucre roux est une version riche en minéraux du sucre blanc. Hormis la présence de ces minéraux il a les mêmes conséquences néfastes que le sucre blanc.
    Le fructose pur, parfois proposé aux diabétiques car il ne fait guère monter le sucre sanguin, contribue indirectement au... diabète en conduisant au "foie gras", comme on l'a vu. Il ne peut donc être présenté comme un sucre sain.
    Le miel est surtout constitué de fructose. Il a donc potentiellement les mêmes désagréments que le fructose; cependant, les données sur ses effets sont contradictoires, certaines études trouvant qu'il pose moins de problèmes que le fructose, du fait de la présence de quantités élevées d'antioxydants.

Le sirop d'érable est surtout constitué de saccharose, avec un peu de glucose et un peu moins de fructose. Il pose à peu près les mêmes problèmes que le sucre.

Le sirop d'agave est un produit transformé, riche en fructose. Il a les inconvénients de ce sucre simple.

Le sucre de noix de coco a à peu près la même composition que le sirop d'érable.

Hormis le miel, qu'on peut éventuellement consommer avec modération, mieux vaut se déshabituer du goût sucré et des sucres ajoutés et consommer les sucres dans leur emballage d'origine, comme c'est le cas avec les fruits - à condition toutefois de les manger entiers et non sous forme de jus !

Pas plus de 25g de sucre par jour

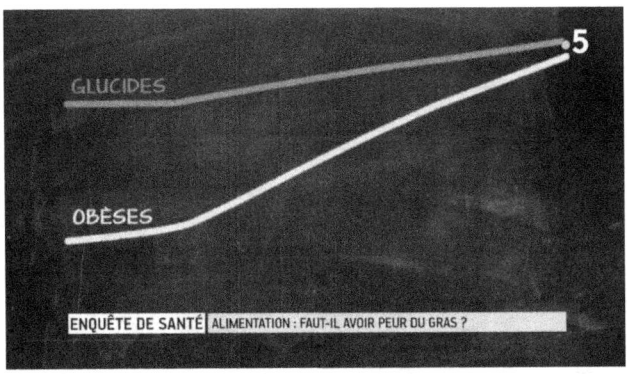

L'Organisation mondiale de la santé (OMS) recommande de ne pas consommer plus de 25g de sucre par jour.

Obésité, caries, surconsommation de sucre, l'Organisation mondiale de la santé (OMS) monte une nouvelle fois au créneau en lançant une campagne pour combattre les méfaits du sucre. Mais avant de se lancer dans cette bataille d'enjeu sanitaire mondiale, elle propose au grand public de contribuer sur son site à la mise en place du projet. Jusqu'au 31 mars 2014, chacun pourra soumettre son avis ou ses recommandations en ligne afin d'aider les autorités sanitaires à mieux cibler leur campagne. Bon à savoir : le tout se fait uniquement en anglais.

Passer la limite à 5% de l'apport énergétique quotidien

Ce qu'on sait déjà, c'est que l'OMS veut revoir à la baisse ses recommandations émises en 2002. A l'époque, elle recommandait que les sucres ne devaient pas dépasser 10% de l'apport énergétique total quotidien. Cette limite devrait être abaissée à 5% pour les personnes ayant un indice de masse corporelle (IMC, rapport entre poids et taille) normale, mais moins pour ceux présentant un excès de poids (comme près d'un Français sur deux).

Cinq pour cent, c'est peu : cela représente 25 grammes de sucre par jour, détaille le communiqué de l'OMS. En comparaison, une seule canette de soda (non allégé en sucre) représente l'équivalent de 10 cuillères à café.

Le sucre a le même effet sur le foie que l'alcool
Si l'OMS incite à limiter le sucre ce n'est pas que pour réduire le nombre d'obèses. C'est aussi parce que le sucre engraisse le cerveau et le foie, un peu à la manière de l'alcool, parce qu'il est composé à moitié de fructose (et de glucose pour l'autre moitié). Il apporte des calories mais aucun nutriment intéressant. Et sa part de fructose est métabolisée par le foie comme l'alcool. Consommé de manière régulière et à haute dose, « le fructose peut vous détruire le foie et engendrer les mêmes maladies (toutes les maladies !) que l'alcool » explique le Dr Robert Lustig dans Sucre l'amère vérité. Cette haute dose de sucre chronique accroît aussi considérablement le risque de diabète de type 2.

Les différents noms des sucres ajoutés

Prendre la décision de diminuer sa consommation de sucre est facile, mais comment y arriver quand on sait que plus des deux tiers du sucre que nous consommons est consommé sans même que nous le sachions ? En effet, le sucre ajouté est présent dans les produits alimentaires sous de nombreuses formes, de nombreux dérivés. De ce fait, il possède aussi de nombreuses appellations qui ne ressemblent pas pour la plupart au mot d'origine «sucre». Comment faire pour détecter la présence de sucres ajoutés alors ? Quels sont les différents noms qui doivent nous alerter sur la présence de sucre dans un produit ? DocteurBonneBouffe.com a recensé pour vous tous les différents noms du sucre et de ses dérivés et vous propose une liste pour mieux le reconnaître sur les étiquetages. A garder précieusement...

Les différents noms du sucre et de ses dérivés (à connaître pour le détecter sur les étiquettes alimentaires)

#1 Les sucres sous ses différentes formes
  Sucre (bien sûr! Jusque-là c'est facile !),
  Sucre de canne,
  Sucre de betterave
  Sucre brut,
  Sucre en poudre,
  Sucre inverti,
  Cassonade,
  Caramel,

#2 Tous les sirops
  Sirop,
  Sirop d'agave,
  Sirop d'amidon,

Sirop de canne à sucre évaporé,
Sirop de caroube,
Sirop de datte
Sirop d'érable
Sirop de glucose
Sirop de fructose,
Sirop de glucose-fructose
Sirop de froment (=sirop de blé),
Sirop de maïs ou sirop de maïs à haute teneur en fructose,
Sirop de malt,
Sirop de riz,
Sirop de sorgho…

#3 Les noms en « ose »
Tous les noms qui finissent en « ose » sont des sucres :
Dextrose,
Fructose,
Galactose,
Glucose,
Lactose,
Maltose,
Saccharose
Xylose…

#4 La canne à sucre et ses dérivés
Canne à sucre,
Jus de canne à sucre,
Jus de canne évaporé,
Sucre de canne,
Sucanat (=sucre de canne complet)…

#5 Les p'tits malins
Amidon, amidon modifié, amidon génétiquement modifié
Dextrine
Dextrane

38

Extrait de malt d'orge
Maltodextrine
Malt diastasique
Mélasse

#6 Les sucres naturels
Agave (sirop d'agave, nectar d'agave…)
Érable (sirop d'érable)
Miel

Le petit mot de DocteurBonneBouffe.com
Il existe des dizaines de noms pour désigner le sucre et ses dérivés sur les étiquettes des ingrédients. Au quotidien, préférez autant que possible les produits qui contiennent des sucres naturellement présents et qui ne contiennent pas de sucres ajoutés. A défaut, préférez les produits contenant des sucres les moins raffinés possible (miel, agave, érable, sucre de coco…). Limitez autant que vous le pouvez les sucres transformés ou modifiés (tous les autres). Dans tous les cas, quelle que soit la forme revêtue ou le libellé utilisé, tous les noms qui nous indiquent la présence de sucres ajoutés doivent nous alerter.

Enfin, bien que comparer les compositions nutritionnelles des produits peut s'avérer très utile pour choisir des produits moins riches en sucres, consommer plus d'aliments frais, non transformés et de l'eau plate reste la meilleure façon de réduire considérablement notre consommation de sucres cachés. Prenez donc soin de cuisiner autant que possible fait-maison et de privilégier les aliments frais et non transformés.
Source : https://docteurbonnebouffe.com/sucre-differents-noms-scientifiques/

Supprimez toutes les boissons sucrées

L'être humain est conçu pour manger les calories qu'il consomme, pas pour les boire.
Dr Robert Lustig

Considérez tous les sodas comme de simples "supports de fructose" de même qu'une cigarette est un "support de nicotine".
Les jus sont plus nocifs que les sodas. Un verre de jus de fruits contient plus de sucres que le même verre de soda.
Une brique de 24cl de lait chocolaté contient 14g de sucre ajouté (sirop de glucose-fructose).
Un yaourt Yoplait contient 11g de sucre ajouté.

Si vous n'aimez pas boire de l'eau toute seule, ajoutez-y un peu de jus d'un citron que vous aurez pressé.
Pour le calcium, il est préférable de manger un morceau de fromage, car celui-ci ne contient pratiquement pas de sucre (vous pouvez vérifier sur l'étiquette).
Mangez des fruits entiers. Les fibres participent à la bonne santé de votre corps.
Mangez des légumes frais, ils sont notamment riches en antioxydants et en fibres.

Nous avons tous fait des erreurs d'alimentation qui nous ont fait prendre du poids.
Moi-même, j'ai cru longtemps que manger des yaourts (avec ou sans matière grasse) était bon pour la santé.
Moi-même, j'ai cru longtemps que boire un jus de fruit frais (ou en faire avec mon extracteur de jus) était bon pour la santé.
Moi-même, j'ai cru longtemps que boire un chocolat au lait était bon pour la santé.

Moi-même, j'ai cru longtemps que manger (ou boire) des produits lights était bon pour la santé.

Les publicités vous mentent, ne les écoutez plus !
Les sociétés alimentaires vont vous pousser à consommer leurs produits transformés riches en sucres, en graisse trans qui vont vous rendre obèse et malade. Seul l'argent les intéresse, pas votre santé.

Plus un produit est simple et moins transformé, meilleur il est !
Exemple : l'eau, les œufs, les viandes, les poissons, les légumes, les fruits et les fromages (vérifiez quand même les étiquettes).

N'allez plus au rayon congelé, ni au rayon biscuit, ni au rayon boisson de votre supermarché.
N'achetez plus de plat tout prêt !

N'oubliez jamais que toutes les calories ne se valent pas, que les jus de fruits sont pires que les sodas. Qu'il faut éviter le pain blanc, les pâtes, le riz blanc, la farine blanche et toutes les céréales non complètes (celles qui ont été débarrassé du son et donc qui ne possèdent plus les fibres protectrices).
Pensez à manger des fruits entiers et des légumes colorés qui sont très riches en antioxydants.

Avec tous ces bons conseils, vous vivrez longtemps, mince et en bonne santé.

Le sucre est mauvais car il fait grossir, provoque des diabètes, et vieillit le corps.

Victoria Beckham, Eva Mendens et Kate Hudson ont une chose en commun : elles ont arrêté de manger du sucre. Pourquoi ? Pour rester jeune plus longtemps.

Le sucre est une substance inutile : notre organisme n'en a pas besoin. Le sucre a toujours été plus toxine que nutriment.

À mesure qu'elle fabriquait de nouvelles versions pauvres en matières grasses et riches en sucres de toutes sortes d'aliments transformés, l'industrie agro-alimentaire constata que ses bénéfices augmentaient.

Dr Robert Lustig

Exemple de plat simple et bon pour la santé

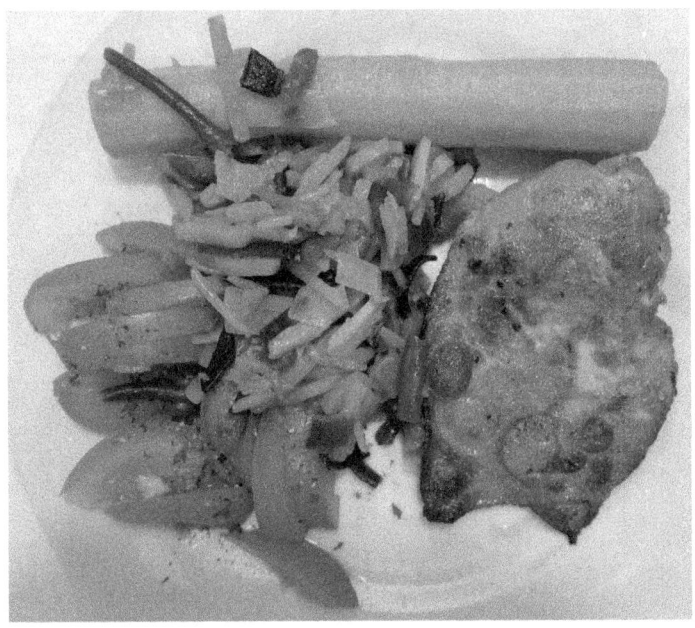

Une carotte dont j'ai coupé les extrémités et dont j'ai enlevé le dessus avec un économe.
Une tomate saupoudrée d'ail et de persil.
Des légumes chinois.
Une escalope de poulet au paprika cuit à l'huile d'olive.

Tout ceci est très simple à préparer et excellent pour la santé.

L'auteur

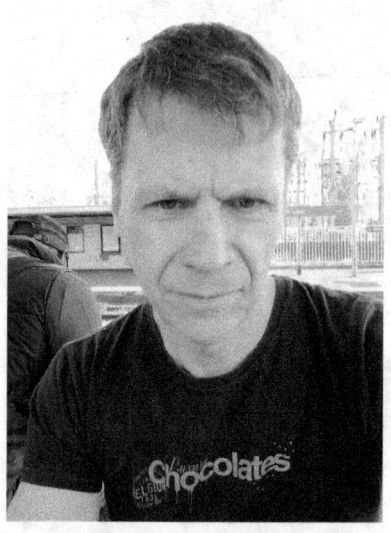

Je vous invite à vous rendre sur mon blog :
http://sante-forme-bonheur.blogspot.fr

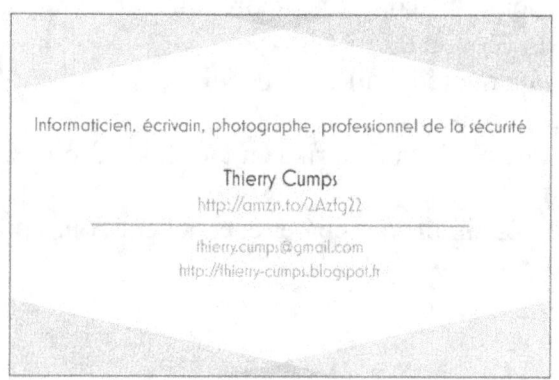

Informaticien, écrivain, photographe, professionnel de la sécurité

Thierry Cumps
http://amzn.to/2Azfg22

thierry.cumps@gmail.com
http://thierry-cumps.blogspot.fr

Fin